# BEI GRIN MACHT SICH IHR WISSEN BEZAHLT

- Wir veröffentlichen Ihre Hausarbeit,
  Bachelor- und Masterarbeit

- Ihr eigenes eBook und Buch -
  weltweit in allen wichtigen Shops

- Verdienen Sie an jedem Verkauf

## Jetzt bei www.GRIN.com hochladen und kostenlos publizieren

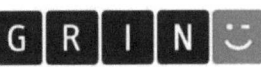

# Stress und Isolation in der Corona-Krise. Auswirkungen auf die psychische und physische Gesundheit

Lisa Frenken

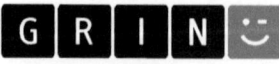

**Bibliografische Information der Deutschen Nationalbibliothek:**

Die Deutsche Nationalbibliothek verzeichnet diese Publikation in der
Deutschen Nationalbibliografie; detaillierte bibliografische Daten sind
im Internet über http://dnb.d-nb.de abrufbar.

ISBN: 9783346407337
Dieses Buch ist auch als E-Book erhältlich.

© GRIN Publishing GmbH
Nymphenburger Straße 86
80636 München

Druck und Bindung: Books on Demand GmbH, Norderstedt Germany
Gedruckt auf säurefreiem Papier aus verantwortungsvollen Quellen

Das vorliegende Werk wurde sorgfältig erarbeitet. Dennoch
übernehmen Autoren und Verlag für die Richtigkeit von Angaben,
Hinweisen, Links und Ratschlägen sowie eventuelle Druckfehler keine
Haftung.

Das Buch bei GRIN: https://www.grin.com/document/1026413

# Diploma Hochschule

Private Fachhochschule Nordhessen

Studiengang Soziale Arbeit

Hausarbeit

Corona Krise - Wie wirkt sich der damit verbundene Stress und die Isolation auf die psychische und physische Gesundheit aus?

Lisa Frenken

2021

# Inhalt

# 1. Einleitung

Der Virologe Christian Drosten sagte 2017 in einem Interview mit der Welt: „Ob die nächste Pandemie von einem Influenzavirus, einem Coronavirus oder etwas gänzlich Unbekanntem ausgelöst wird, oder wann sie ausbricht, das kann niemand genau vorhersagen."[1] Genau eine solche Pandemie ist nun seit Beginn des Jahres auch in Deutschland angekommen. Das Corona Virus oder auch Covid-19 genannt, beherrscht seit Ende 2019 nahezu die ganze Welt und zieht weitreichende Folgen mit sich.

In der vorliegenden Hausarbeit wird es um das Coronavirus und seine Auswirkungen und Folgen gehen. Da das Virus und die Pandemie die gesamte Welt verändert hat und auch weiterhin verändert, wird uns dieses Thema weiterhin begleiten. Covid-19 ist überall und jeder Mensch spürt den Verlauf, die Auswirkungen und die Konsequenzen, die die Pandemie mit sich bringt.

Zunächst werden die Fakten rund um das Virus erläutert und die Maßnahmen, Auswirkungen und Folgen kurz dargestellt, damit der Leser einen Eindruck erhält, was das Coronavirus ist, wo es herkommt und wie sich seitdem das Leben in der Welt, auch in Deutschland verändert hat. Im weiteren Verlauf werden die Folgen beschrieben, die im Zusammenhang mit der Krise stehen. Es wird dabei nicht um gesundheitliche Folgen gehen, wenn eine Person an dem Corona Virus erkrankt ist oder war, sondern um physische und psychische Folgen, die durch die Pandemie und die dazugehörige Krise die Menschen betreffen. Es wird dabei auf die psychischen und die physischen Folgen eingegangen, die durch Stress und Isolation entstehen können, aber auch durch die Maßnahmen, die in Deutschland gelten. Diese sind weitreichend und betreffen jeden einzelnen von uns. Es werden dabei verschiedene Gruppen betrachtet, die laut vieler verschiedener Quellen am meisten von den Folgen betroffen sind und psychische und/oder physische Folgen erfahren. Es ist wichtig, sich die Auswirkungen bewusst zu machen und Wege zu finden, mit der Pandemie so gut es geht umgehen und leben zu können.

---

[1] Vgl. Becker, Claudia: Warum ein Virus nie die ganze Menschheit auslöscht, 8.4.2017, unter:
https://www.welt.de/vermischtes/article163534406/Warum-ein-Virus-nie-die-ganze-Menschheit-ausloescht.html (abgerufen am 23.12.20 um 16:34 Uhr)

## 2. Corona Krise

Vor knapp einem Jahr kamen die ersten Nachrichten aus Wuhan auch nach Deutschland und berichteten über ein neues Coronavirus, welches auch unter dem Namen Covid-19 bekannt ist. Zu Beginn war niemandem klar, welche Auswirkungen Corona für die Welt und dessen Bevölkerung haben würde. Relativ schnell löste das Virus weltweit Angst und Sorge in der Bevölkerung aus und die Folgen sowie die dazugehörigen Umstände begleiten die Menschen nun schon fast ein Jahr lang.[2] Im weiteren Verlauf geht es zunächst um die Begrifflichkeiten und einige Fakten, die das Virus betreffen.

### 2.1. Begriffsdefinition, Zahlen und Fakten

Die Krankheit, welche auch COVID-19 genannt wird, ist ein Virus, welches zu der Virusspezie der Coronaviren für schwere akute Atemwegssyndrome zählt. Kurz nennt man das Virus auch SARS-CoV-2.[3] Coronaviren gibt es schon seit mehreren Jahrzehnten. Diese Viren können sowohl Tiere, als auch Menschen infizieren. Mit dem neuartigen Coronavirus SARS-CoV-2 sind nun sieben Coronaviren bekannt. Diese Viren können bei den Menschen unterschiedliche Krankheiten auslösen, von leichten Erkältungen bis zu schwer verlaufenden Krankheitsfällen teilweise mit Todesfolge.[4] Man vermutet, dass das Virus von Fledermäusen übertragen wurde und sich die ersten Patienten in Wuhan, der Hauptstadt der chinesischen Provinz Hubei angesteckt haben. Es wurde damals über gehäufte Fälle von einer Lungenentzündung mit unerkennbarer Ursache berichtet. Die meisten dieser Fälle standen in Verbindung mit einem Großmarkt, auf dem die unterschiedlichsten Tiere auch lebend verkauft wurden.[5] Mitte Januar wurde die Stadt Wuhan abgeriegelt und weitere Maßnahmen wurden ergriffen. Dennoch nahm die Zahl der gemeldeten Fälle weltweit zu und so erreichte das Virus Italien, Spanien und auch Deutschland. Am 11 März 2020 wurde die Krankheit von der WHO zur globalen Pandemie erklärt.[6] Bis heute ist es nicht abschließend geklärt woher das Virus wirklich kommt, es ist jedoch

---

[2] Vgl. Rabadán, Raúl: Das Coronavirus verstehen, New York, 2020, S. 67
[3] Vgl. Rabadán, 2020, S. 69
[4] Vgl. Robert Koch-Institut: Was sind Coronaviren, 15.05.2020 unter: https://www.rki.de/Shared-Docs/FAQ/NCOV2019/gesamt.html;jsessionid=B182FBA16FD1D8FFBE27FDBCA87CF53A.internet052 (abgerufen am 29.12.20 um 00:24 Uhr)
[5] Vgl. Rabadán, 2020, S. 69-71
[6] Vgl. Rabadán, 2020, S. 71-73

bekannt, dass Fledermäuse zahlreiche Viren in sich tragen und diese verbreiten. Wie genau das Virus seinen Weg zu den Menschen gefunden hat, ist nicht bewiesen.[7] Der Übertragungsweg unter den Menschen ist die Tröpfcheninfektion, also Niesen und Husten aber auch die Schmierinfektion durch Oberflächen. Wie schwer jemand von der Krankheit betroffen ist, hängt von einigen Faktoren ab. So spielt das Alter eine sehr große Rolle für den Verlauf einer Corona Infektion und die Fallsterblichkeit nimmt mit höherem Alter drastisch zu.[8] Außerdem konnte im Durchschnitt beobachtet werden, dass Männer häufiger an Covid-19 erkranken, als Frauen und auch häufiger an der Erkrankung sterben. Ebenfalls spielen andere Faktoren neben dem Alter eine Rolle, die die Schwere des Krankheitsverlaufs beeinflussen können. Darunter fallen Vorerkrankungen, wie z.B. Bluthochdruck, Diabetes, chronische Atemwegserkrankungen, Herz-Kreislauf-Erkrankungen und noch einige andere. Auch Menschen mit einem geschwächten Immunsystem sind oft stärker betroffen.[9]

Zum jetzigen Stand begleitet die Pandemie die gesamte Weltbevölkerung seit fast einem Jahr und sowohl weltweit, als auch für Deutschland gibt es jeden Tag Fallzahlen und Statistiken. Zum jetzigen Zeitpunkt, im Januar 2021, gibt es auf der Welt 82.579.768 bestätigte Covid-19 Fälle und darunter 1.818.849 Todesfälle.[10] In Deutschland liegt die Zahl der Infizierten bei insgesamt 1.765.666, darunter 34.272 Todesfälle.[11] Die Tendenzen sind momentan immer noch eher steigend, so wie es die Daten auf der Seite des RKI zeigen.[12] Um die Zahlen zu senken und das Gesundheitssystem zu entlasten gibt es zahlreiche Maßnahmen, auf die im nächsten Kapitel eingegangen wird.

### 2.2. Maßnahmen

Zu Beginn der Pandemie gab es hier in Deutschland im Januar 2020 zunächst einen Fall eines infizierten Mannes in Bayern. Zu dem Zeitpunkt gab es noch keine Maßnahmen und Bundesgesundheitsminister Jens Spahn sagte in der damaligen Situation, dass nach

---

[7] Vgl. Rabadán, 2020, S. 74
[8] Vgl. Rabadán, 2020, S. 22
[9] Vgl. Rabadán, 2020, S. 86,87.
[10] Vgl. World Health Organization: Dashboard der WHO-Coronavirus-Krankheit, 02.01.2021, 18:30 Uhr, unter: https://covid19.who.int/ (abgerufen am 03.01.2021 um 13:21 Uhr)
[11] Vgl. Robert Koch-Institut: Covid-19-Dashboard, 03.01.2021, 00:00 Uhr, unter: https://experience.arcgis.com/experience/478220a4c454480e823b17327b2bf1d4/page/page_1/ (abgerufen am: 03.01.2021 um 13:29 Uhr)
[12] Vgl. Robert Koch Institut: Covid- 19 Fallzahlen in Deutschland und weltweit, 03.01.2021, unter: https://www.rki.de/DE/Content/InfAZ/N/Neuartiges_Coronavirus/Fallzahlen.html;jsessionid=983E0EAC0F3AB0EDD08EA6558E870A3C.internet062 (abgerufen am 03.01.2021 um 13:39 Uhr)

Einschätzungen des RKI, das Risiko für eine Ausbreitung und eine Gefahr für die Gesundheit der Menschen in Deutschland gering ist.[13] Bis zum März 2020 gab es immer wieder Empfehlungen, aber noch keine allgemeingültigen Maßnahmen. Am 10.03.2020 wurde entschieden, dass alle Großveranstaltungen ab 1.000 Personen abgesagt werden müssen.[14] Im Laufe der Zeit wurden Schutzmasken und Schutzausrüstung für Deutschland bestellt, die Krankenhäuser sollten entlastet werden, in dem nicht notwendige Operationen und Behandlungen verschoben wurden. Es kam zu Kontaktbeschränkungen über die Osterferien und auch darüber hinaus. Diese Maßnahme wurde immer wieder angepasst und erweitert und begleitet die Menschen auch jetzt im Januar 2021 noch immer. Eine weitere Maßnahme ist die Maskenpflicht. Diese besteht seit Ende April 2020 und wurde ebenfalls angepasst und erweitert.[15] Seit Juni 2020 gelten die neuen „AHA-Regeln" im Alltag, die für alle verpflichtend sind. Diese bedeuten Abstand halten, Hygiene beachten und die Alltagsmaske tragen. [16] Im November wurde die „AHA-Regel" ausgeweitet. Hinzu kommen neben „AHA" noch „L + A". Dies bedeutet weiterhin Abstand halten, Hygiene beachten, Alltagsmaske tragen und dazu regelmäßiges Lüften der Räume und die Corona-Warn-App nutzen.[17] Die Maßnahmen wurden über das Jahr hinweg immer wieder angepasst, verändert, gelockert und wieder verschärft. Im Frühjahr hatten zunächst alle Geschäfte geschlossen, die keine Dinge für den täglichen Bedarf verkaufen. Im Sommer wurden die Regeln gelockert, die meisten Geschäfte hatten wieder geöffnet, durften jedoch nur eine bestimmte Anzahl an Personen hineinlassen. Im Juni 2020 wurde beschlossen, dass Menschen, die in Pflegeeinrichtungen, Schulen, Kitas usw. arbeiten, sich auch ohne Symptome in bestimmten Zeitabständen testen lassen können. Die Kosten hierfür wurden von den gesetzlichen Krankenkassen übernommen.[18] Ebenfalls im Juni

---

[13] Vgl. Bundesgesundheitsministerium für Gesundheit: Chronik der bisherigen Maßnahmen, 27.01.2020, unter: https://www.bundesgesundheitsministerium.de/coronavirus/chronik-coronavirus.html (abgerufen am 04.01.2021 um 11:30 Uhr)
[14] Vgl. Bundesgesundheitsministerium für Gesundheit: Chronik der bisherigen Maßnahmen, 10.03.2020, unter: https://www.bundesgesundheitsministerium.de/coronavirus/chronik-coronavirus.html (abgerufen am 04.01.2021 um 11:45 Uhr)
[15] Vgl. Die Bundesregierung: Coronavirus in Deutschland, Maskenpflicht in ganz Deutschland, 29.04.2020 unter: https://www.bundesregierung.de/breg-de/themen/coronavirus/maskenpflicht-in-deutschland-1747318 (abgerufen am 04.01.2021 um 12:10 Uhr)
[16] Vgl. Die Bundesregierung: Coronavirus in Deutschland, Die AHA-Regeln im neuen Alltag, 08.06.2020 unter: https://www.bundesregierung.de/breg-de/themen/coronavirus/die-aha-regeln-im-neuen-alltag-1758514 (abgerufen am 04.01.2021 um 12:25 Uhr)
[17] Vgl. Infektionsschutz: Alltag in Zeiten von Corona, 17.11.2020 unter: https://www.infektionsschutz.de/coronavirus/alltag-in-zeiten-von-corona.html (abgerufen am 04.01.2021 um 16:10 Uhr)
[18] Vgl. Bundesgesundheitsministerium für Gesundheit: Chronik der bisherigen Maßnahmen, unter: https://www.bundesgesundheitsministerium.de/coronavirus/chronik-coronavirus.html (abgerufen am 05.01.2021 um 11:23 Uhr)

wurde die Corona-Warn-App von der Bundesregierung gestartet. „Mit der App können Menschen anonym und schnell darüber informiert werden, wenn sie sich in der Nähe eines Infizierten aufgehalten haben. [...]"[19] Die App ist in den bekannten App Stores kostenfrei verfügbar. Im Sommer war für viele Urlaubszeit, da das Coronavirus aber nach wie vor weltweit präsent ist, mussten sich Reiserückkehrer entweder testen lassen oder sich selbst in Quarantäne begeben, um so sich und andere zu schützen.[20] Im Herbst wurden die Corona Regeln erneut verschärft, da die Infektionszahlen wieder stiegen und man für den Winter vorsorgen wollte. Private und öffentliche Feierlichkeiten wurden eingeschränkt und mit einer maximalen Personenzahl festgelegt.[21] Anfang November wurden die Maßnahmen in fast allen Bereichen wieder verschärft. Friseure usw. mussten schließen und alle Freizeiteinrichtungen wurden ebenfalls wieder geschlossen. Im Dezember wurden ebenfalls die Geschäfte, die keine Artikel für den täglichen Bedarf verkaufen wieder geschlossen. Für Weihnachten und Silvester wurden konkrete Regeln genannt und der Lockdown bis in den Januar hinein verlängert. Wie es nun weitergeht und welche Maßnahmen gelten werden, wird in den nächsten Tagen von der Bundesregierung mitgeteilt. Da die Politiker anhand aktueller Zahlen entscheiden, gibt es keinen Masterplan. Die Lage kann sich schnell verändern, was sich auch durch die neue Virusmutation zeigt, die jetzt aus England auch nach Deutschland gekommen ist.[22]

### 2.3. Auswirkungen und Folgen

Die Auswirkungen und Folgen des Coronavirus sind überall auf der der Welt zu spüren. Sie sind in den verschiedensten Bereichen spürbar. In diesem Kapitel werden grob die unterschiedlichen Folgen und Auswirkungen dargestellt. Die genannten Auswirkungen stellen nur einen Teil der gesamten Auswirkungen dar, da der Rahmen der Hausarbeit

---

[19] Bundesgesundheitsministerium für Gesundheit: Chronik der bisherigen Maßnahmen, 16.06.2020, unter: https://www.bundesgesundheitsministerium.de/coronavirus/chronik-coronavirus.html (abgerufen am 05.01.2021 um 11:30 Uhr)
[20] Vgl. Bundesgesundheitsministerium für Gesundheit: Chronik der bisherigen Maßnahmen, 27.07.2020, unter: https://www.bundesgesundheitsministerium.de/coronavirus/chronik-coronavirus.html (abgerufen am 05.01.2021 um 11:33 Uhr)
[21] Vgl. Bundesgesundheitsministerium für Gesundheit: Chronik der bisherigen Maßnahmen, 29.09.2020, unter: https://www.bundesgesundheitsministerium.de/coronavirus/chronik-coronavirus.html (abgerufen am 05.01.2021 um 11:37 Uhr)
[22] NDR: Wie gefährlich ist die britische Coronavirus-Mutation?, 18.01.2021, unter: https://www.ndr.de/ratgeber/gesundheit/Wie-gefaehrlich-ist-die-britische-Coronavirus-Mutation-,corona6374.html (abgerufen am 19.01.2021 um 15:02 Uhr)

nicht ausreicht, um alle zu erläutern. Im weiteren Verlauf wird es explizit um die physischen und psychischen Folgen der Gesundheit gehen, die eine Vielzahl der Menschen betreffen. Zu Beginn der Pandemie hat kaum einer mit solch weitreichenden Folgen, wie sie jetzt weltweit vorhanden sind gerechnet. Die Autoren H. Hummel, S. Richter und A. Spencer berichteten im Oktober 2020, dass das Virus und die Pandemie auf unterschiedlichen Ebenen weitreichende Folgen hat. Dazu gehören gesellschaftliche, ökonomische, politische und kulturelle Auswirkungen, die lokal, national und global sichtbar sind.[23] In der vorliegenden Arbeit geht es vor allem um die Folgen, die in Deutschland sichtbar sind.

Besonders betroffen von der Krise ist die Arbeitswelt. Durch einen beinahe weltweiten Lockdown mussten viele Unternehmen vorrübergehend oder ganz schließen, Produktionen wurden eingestellt, es gab und gibt Reise- und Ausgangsbeschränkungen usw. Enorm ist auch, wie viele Menschen durch Corona in die Kurzarbeit gingen oder immer noch in Kurzarbeit sind. Alleine im März und April 2020 gab es mehr als 10.1 Millionen Beschäftigte in Kurzarbeit. Am stärksten erwischt hat es die Beherbergungs- und Gastronomiebetriebe. Ebenfalls stark von der Kurzarbeit betroffen sind sogenannte sonstige Dienstleister, die Kultur- und Unterhaltungsbranche oder der Bereich der Erholung. Diesen Branchen drohen langfristige wirtschaftliche Folgen. Die Schere zwischen Fachkräften und nicht qualifizierten Arbeitskräften wird immer größer, da es für Arbeitgeber einfacher ist, den nicht oder wenig qualifizierten Arbeiter zu entlassen und die Mitarbeiter zu beschäftigen, die über wichtiges spezifisches Wissen verfügen. [24] Der Einzelhandel hat große Umsatzeinbußen zu verzeichnen und es droht vielen Unternehmen die Insolvenz. Auf der anderen Seite sind Onlinedienste und Versanddienste so gefragt, wie noch nie. Viele Menschen beziehen ihre Sachen nun online und lassen sich die Ware direkt nach Hause liefern. Experten gehen davon aus, dass die Wirtschaft nach der Pandemie anders aussehen wird als jetzt. Der Trend geht immer mehr hin zur Digitalisierung und Ökologisierung.[25] Eine weitere Veränderung in der Arbeitswelt betrifft den Arbeitsort. Viele

---

[23] Vgl. Hummel H., Richter S., Spencer A.: Einleitung zum Forum: Die Corona-Pandemie – Konflikt und Frieden in einer veränderten Welt, in: Zeitschrift für Friedens- und Konfliktforschung, 26.10.2020, S.1
[24] Vgl. Kropp, Per: Arbeitsmarktnetzwerk in der Krise? Überlegungen zu den Auswirkungen der Corona-Pandemie, in: Stegbauer, Christian/Clemens Iris (Hrsg.): Corona-Netzwerke Gesellschaft im Zeichen des Virus, Frankfurt/ Main und Bayreuth, 2020, S.119-120
[25] Vgl. Weber, Enzo: Corona, Strukturwandel und Arbeitsmarkt in: Zur Diskussion gestellt, 73. Jahrgang, 09/20, S. 17

Firmen und Unternehmen in denen es möglich ist, bieten seit Beginn der Corona-Pandemie Homeoffice an.[26]

Auch in anderen Bereichen hat die Corona-Pandemie große Auswirkungen. Die Schulen und die Kindertagesstätten hatten im Frühjahr 2020 in ganz Deutschland für einige Zeit geschlossen und auch jetzt Anfang des neuen Jahres gibt es wieder Distanzunterricht und „Home-Schooling", Kindergartenkinder sollen ebenfalls wann immer es möglich ist zu Hause betreut werden.[27] Das Distanzlernen gestaltet sich jedoch nicht so einfach, da zum einen viele Kinder die Unterstützung der Eltern brauchen, um mit den digitalen Geräten zu arbeiten und zum anderen gibt es Einzugsgebiete, in denen die Familien gar nicht über die benötigten Endgeräte verfügen, um am Distanzlernen teilnehmen zu können. Die Bundesregierung beschloss im April, zusätzliche Mittel bereit zu stellen, um mobile Endgeräte anzuschaffen, da aber so viele Endgeräte gebraucht werden, verzögern sich diese Lieferungen. Zusätzlich wurden die Online Fortbildungen für die Lehrkräfte ausgebaut und Plattformen entwickelt, die in der Schule gemeinsam mit den Schülerinnen und Schülern und auch mit den Eltern benutzt werden können.[28] Durch die Krise wurde die Digitalisierung mit großen Schritten vorangetrieben. Dies ist im Bildungswesen eine große Chance, um auch die Digitalisierung an den Schulen auszubauen und diese entsprechend auszustatten. Die momentane Situation kann insofern positiv genutzt werden, indem die Kinder den notwendigen und nützlichen Umgang mit den digitalen Medien erlernen.[29] Was die Corona-Pandemie mit der psychischen Verfassung der Kinder macht, wird an einer anderen Stelle in der Hausarbeit noch aufgegriffen.

Eine weitere Folge des Coronavirus ist der hohe Anstieg an Patienten, die in Krankenhäusern behandelt, oder sogar auf den Intensivstationen beatmet werden müssen. Das Gesundheitssystem hatte in kürzester Zeit einen hohen Anstieg der Patienten, was irgendwann zu einer Überforderung des Systems führen könnte. Deshalb ist es so wichtig, dass

---

[26] Vgl. Kohlrausch, Bettina/Zucco, Aline: Die Corona-Krise trifft Frauen doppelt Weniger Erwerbseinkommen und mehr Sorgearbeit, in: Policy Brief WSI, Nr. 40, 05.2020, S. 4
[27] Vgl. Die Bundesregierung: Coronavirus in Deutschland, Regeln und Einschränkungen, 05.01.21 unter: https://www.bundesregierung.de/breg-de/themen/coronavirus/corona-massnahmen-1734724 (abgerufen am 09.01.2021 um 13:41 Uhr)
[28] Vgl. Fickermann, Detlef/Edelstein, Benjamin: „Langsam vermisse ich die Schule…" Schule während und nach der Corona Pandemie, in: Die deutsche Schule Zeitschrift für Erziehungswissenschaft, Bildungspolitik und pädagogische Praxis, Beiheft 16, Münster, 2020, S. 12
[29] Vgl. Plünnecke, Axel: Die Digitalisierung im Bildungswesen als Chance in: Zur Diskussion gestellt, 73. Jahrgang, 09/20, S. 11-12

die ausgerufenen Maßnahmen der Bundesregierung eingehalten werden, damit die Fall-zahlen sinken und das System, die Krankenhäuser und das medizinische Personal nicht überlastet wird. Wenn die Kurve nicht abflacht und das System nicht genügend Versor-gungskapazitäten hat, steigt die Morbidität und die Mortalität im Zusammenhang mit dem Coronavirus weiter an.[30]

Darüber hinaus hat die Pandemie weitere zahlreiche Auswirkungen, die im Umfang die-ser Hausarbeit jedoch nicht alle näher erläutert werden. Einige Beispiele sind die Auswir-kungen durch die Schließungen von fast allen Freizeiteinrichtungen, Sportparks und Fit-nessstudios, das Verbot von öffentlichen Veranstaltungen, die Begrenzungen der Perso-nenanzahlen, die sich in der Öffentlichkeit aufhalten dürfen usw.[31] Auf die psychischen und physischen Auswirkungen, die die Isolation und der Stress während der Krise verur-sachen, wird in den folgenden Kapiteln eingegangen.

### 3. Stress und Isolation zu Corona Zeiten und daraus entstehende Folgen

Die Folgen des Coronavirus wirken sich unterschiedlich auf die Menschen aus. Einige können besser mit den Einschränkungen umgehen als andere. Der Stress, durch z.B. die im vorigen Kapitel genannten Auswirkungen und die Isolation, die durch das „social dis-tancing" entstehen, treffen die Gesellschaft hart und beeinflussen sowohl die physische, als auch die psychische Gesundheit der Menschen. In den folgenden Kapiteln wird es genau darum gehen. Zunächst werden einige der Folgen für die psychische Gesundheit beschrieben. Aus aktuellen Studien wird angenommen, dass vor allem Kinder, ältere Menschen, Frauen und medizinisches Personal und von Covid-19 betroffene Patienten besonders den psychischen Belastungen ausgesetzt sind. In dem Kapitel danach werden die physischen Beschwerden erläutert, die oft mit der Psyche zusammenhängen und sich auf den gesamten Körper der Menschen auswirken können.

---

[30] Vgl. Vgl. Rabadán, 2020, S. 24-25
[31] Vgl. Die Bundesregierung: Coronavirus in Deutschland, Regeln und Einschränkungen, Stand 05.01.21 unter: https://www.bundesregierung.de/breg-de/themen/coronavirus/corona-massnahmen-1734724 (abgerufen am 10.01.20 um 20:32 Uhr)

### 3.1. Folgen für die psychische Gesundheit

Das Coronavirus und vor allem die Umstände drum herum, verändern die psychische Befindlichkeit der Menschen. Eine ganz neue Erfahrung für die Menschen in Deutschland, war z.B. die Tatsache, dass bestimmte Dinge im Supermarkt nicht mehr erhältlich waren und man stattdessen leere Regale vorfand. Dinge wie Klopapier, Nudeln, Mehl usw. wurden knapp und die Leute fingen an zu „hamstern". Viele deckten sich ein, aus Angst davor, dass vielleicht nicht genügend Vorräte für alle da seien oder man in 14-Tägige Quarantäne muss. Die Menschen beobachteten sich beim Einkaufen gegenseitig, wenn große Mengen auf Vorrat gekauft wurden. Es entstand eine seltsame Stimmung, da man Leute schnell verurteilte ohne z.B. zu wissen, für wie viele Personen sie denn einkauften. Dies hatte zur Folge, dass die Menschen in ihrem Denken bestätigt wurden, wenn Produkte im Laden fehlten. Die Sorgen wurden verstärkt und die Leute kauften noch mehr ein. Die Politiker versuchten der Bevölkerung die Sorgen zu nehmen und gaben an, dass zu jeder Zeit die Versorgung aller gewährleistet bleibt und genügend für alle da ist. Dieses Phänomen gab es hier vor Ort schon sehr lange nicht mehr und führte in der Bevölkerung zu Unbehagen und Angstgefühlen.[32] Das einschneidendste Erlebnis in der Corona-Krise ist das sogenannte „social distancing". Per Kropp beschreibt im Buch „Corona – Netzwerke", dass alle Menschen dazu aufgefordert sind, ihre sozialen Kontakte zu reduzieren und sich möglichst nicht mehr untereinander zu treffen. Private Kontakte sollen auf ein Minimum beschränkt werden und andere Kontakte sollen über soziale Medien oder telefonisch aufrechterhalten werden. Neue Kontakte können in diesen Zeiten kaum geknüpft werden und die bestehenden sollten gepflegt werden, da das eigene soziale Netzwerk sonst mit der Zeit immer kleiner wird. Kropp erläutert weiter im Text, dass es innerhalb dieser Netzwerke schwache und starke Bindungen gibt. Schwache Bindungen sind Bindungen zu Menschen, mit denen man selten Kontakt hat. Diese gehen leichter verloren, als starke Bindungen, jene Kontakte, die trotz des Lockdowns bestehen bleiben und meist schon vorher eng verbunden waren.[33] Durch das „social distancing", aber auch aufgrund der vielen Maßnahmen, der Folgen und natürlich die Angst vor dem Virus selbst, sind die

---

[32] Vgl. Stegbauer, Christian: Der Mensch im Netzwerk Der Hamster oder warum Nudeln und Klopapier knapp wurden, in: Stegbauer, Christian/Clemens Iris (Hrsg.): Corona-Netzwerke Gesellschaft im Zeichen des Virus, Frankfurt/ Main und Bayreuth, 2020, S.63-72
[33] Vgl. Kropp, Per: Arbeitsmarktnetzwerk in der Krise? Überlegungen zu den Auswirkungen der Corona-Pandemie, in: Stegbauer, Christian/Clemens Iris (Hrsg.): Corona-Netzwerke Gesellschaft im Zeichen des Virus, Frankfurt/ Main und Bayreuth, 2020, S.118

Menschen einer großen psychischen Belastung ausgesetzt. Die Corona-Pandemie verunsichert die Bevölkerung, die Menschen haben Angst vor einer Ansteckung und vor einem eventuell tödlichen Verlauf der Krankheit. Andere Menschen werden gemieden, aus Sorge, sich bei diesen anzustecken. Dies bedeutet, dass es schnell zur Isolation und zur Einsamkeit kommen kann. Gerade für erkrankte oder ältere Menschen, die besonders gefährdet sind, ist dies der Fall. Der Psychotherapeut Dr. rer. nat. Dietrich Munz sagt, dass aus der Forschung der Psychotherapie bekannt ist, dass es bei den Menschen gehäuft zu psychischen Folgen kommen kann, je länger eine Krise oder lebensgefährdende Ereignisse andauern.[34] Dies kann auch bei der jetzigen Corona-Pandemie der Fall sein. Studien zufolge ist es zum jetzigen Zeitpunkt noch nicht ganz sicher, wie stark sich die Epidemie auf die Psyche der Menschen auswirkt und was dies für den Verlauf bestehender psychischer Erkrankungen bedeutet. Aus der Erfahrung weiß man jedoch, dass sich solche Situationen im weiteren Verlauf von derartigen Krisen oder Pandemien verschlimmern. Sowohl bei gesunden, als auch bei bereits psychisch vorerkrankten Menschen können genannte Faktoren Stress auslösen und zu Ängsten, Depressionen, Schlafstörungen usw. führen.[35] Prof. Dr. Elisabeth Schramm erläutert im Interview mit der Ärzte Zeitung, dass Menschen mit psychischen Vorerkrankungen anfälliger für Stressoren sind und sich schlechter auf Krisen einstellen können. Negatives wird dann verstärkt negativ wahrgenommen und durch den Wegfall von sozialen Kontakten und gesundheitlichen Angeboten wird dieser Teufelskreis immer größer.[36] Ängste werden verstärkt, sei es die Verlustangst, die Angst davor selbst zu erkranken, die Angst vor Einsamkeit uvm. Viele Menschen leiden zusätzlich an Existenzangst, bei Jobverlust oder Kurzarbeit kommt dazu, dass einige keinen normalen Tagesrhythmus mehr haben und in eine Art Loch fallen. Zu viele Nachrichten über die Pandemie schüren ebenfalls Ängste, weshalb man diese dosieren sollte. Wichtig für die Stabilisation der Psyche ist es, für alle Menschen, sich die Realangst und die „Corona Angst" bewusst zu machen. Reinhard T. Krüger beschreibt in seinem Beitrag „Ängste und Stress infolge der Corona-Krise", dass die Menschen anfangen in einer Corona-Wirklichkeit zu leben und den normalen Alltag aus den Augen zu

---

[34] Vgl. Deutsches Ärzteblatt: Psychische Belastungen in der COVID-19-Pandemie: Allgemeine Verunsicherung in: Deutsches Ärzteblatt, 43/117, 23.10.2020, S. 2049 unter: https://www.aerzteblatt.de/archiv/216384/Psychische-Belastungen-in-der-COVID-19-Pandemie-Allgemeine-Verunsicherung#literatur (abgerufen am 15.01.2021 um 15:07 Uhr)
[35] Vgl. Pharmazeutische Zeitung: Psychische Auswirkungen der Pandemie, in: Pharmazeutische Zeitung, 29.05.2020, S. 1 unter: https://www.pharmazeutische-zeitung.de/psychische-auswirkungen-der-pandemie-117905/ (abgerufen am 15.01.2021 um 15:13 Uhr)
[36] Vgl. Ärztezeitung: Familiencoach Depression bietet niedrigschwellige Hilfe in: Ärzte Zeitung, Heft 34/2020, S.8

verlieren. Dies belastet die Psyche dauerhaft und führt zu ständigem Stress. Wichtig ist es, dass Alltags-Ich nicht aus den Augen zu verlieren und sich selbst und die Psyche zu schützen.[37]

Eine Studie der Hans-Böckler-Stiftung beschäftigt sich mit einem weiteren Stress Faktor, der Doppel oder Dreifachbelastung von Frauen, insbesondere Müttern. Diese beeinflusst die Gesundheit mit der Tatsache, dass durch die Schließung von Schulen und Kitas viele Eltern dazu gezwungen sind, ihre Kinder zu Hause zu betreuen. Frauen trifft die Situation durch die Corona-Krise doppelt. Sie kümmern sich vermehrt um die Kinderbetreuung und haben ihre Arbeit zu erledigen. Dazu kommt die Last bei verminderter Erwerbstätigkeit und die Sorgearbeit in vielen Berufen, die klassischerweise häufiger von Frauen übernommen wird. Die Kinderbetreuung mit zusätzlichem Homeschooling und Tätigkeiten im Homeoffice sind belastend und erfordern Organisation. Die Studie zeigt, dass 48 % der Eltern diese Situation als äußerst belastend empfinden.[38]

Eine weitere Gruppe, die großen Stress während der Pandemie erlebt, ist das medizinische Personal. Covid-19 belastet die Psyche der genannten Berufsgruppe erheblich. Eine Umfrage aus China, die aus dem Englischen übersetzt wurde berichtet von Ärzten und Schwestern, die so viel arbeiten, dass sie kurz vor einem Zusammenbruch stehen. Sie setzen sich selbst einem hohen Infektionsrisiko aus, haben nicht immer genug Schutzkleidung, machen Überstunden und werden für Familienangehörige selbst zur Gefahr. Diese Umstände beeinflussen die Psyche erheblich. Klinikmitarbeiter klagen über Schlafmangel, Ängste, Depressionen und Überlastungssymptome.[39] In Deutschland sieht die Situation ähnlich aus. Eine komplette Überlastung des Gesundheitssystems konnte bis jetzt zwar noch vermieden werden, dennoch leben viele, die im medizinischem oder pflegerischem Bereich arbeiten, mit einer ständig wachsenden psychischen Belastung. Pflegekräfte die diesem Stress in der Corona-Krise ausgesetzt sind, können eine kostenlose psychotherapeutische Beratung per Telefon in Anspruch nehmen.[40] Der Stress und Druck

---

[37] Krüger, Reinhard T.: Ängste und Stress infolge der Corona-Krise
Praxis und Theorie der störungsspezifischen Behandlung in: Störungsspezifische Psychodramatherapie. Theorie und Praxis, 2. Auflage, Göttingen, S. 356-360
[38] Vgl. Kohlrausch, Bettina/Zucco, Aline: Die Corona-Krise trifft Frauen doppelt Weniger Erwerbseinkommen und mehr Sorgearbeit, in: Policy Brief WSI, Nr. 40, 05.2020, S. 3-7
[39] Vgl. Lai J et al. Factors Associated With Mental Health Outcomes Among Health Care Workers Exposed to Coronavirus Disease 2019, 23.03.2020 unter: https://jamanetwork.com/journals/jamanetworkopen/fullarticle/2763229 (abgerufen am 15.01.2021, 15:34 Uhr)
[40] Vgl. Pharmazeutische Zeitung: Psychische Auswirkungen der Pandemie, in: Pharmazeutische Zeitung, 29.05.2020, S. 3 unter: https://www.pharmazeutische-zeitung.de/psychische-auswirkungen-der-pandemie-117905/ (abgerufen am 15.01.2021 um 15:28 Uhr)

wird für das Pflegepersonal auch dadurch höher, dass viel zu wenig Mitarbeiter zur Verfügung stehen. Es gibt in der Pflege, aber auch im medizinischem Bereich erheblichen Personalmangel. Dieser Personalmangel ist nicht neu und wird schon seit langer Zeit diskutiert. Auf der Seite des Bundesgesundheitsministeriums besagt ein Artikel von 2018, dass es in allen Pflegeberufen an Fachkräften fehlt und es zu Engpässen kommt.[41] Jetzt während der Corona-Krise wurde sehr deutlich, wie wichtig das Pflegepersonal ist und was dieser Mangel für alle Menschen in Deutschland bedeutet. Jens Spahn räumte ein, dass dieser Mangel eine Katastrophe sei und Pflegekräfte besser entlohnt werden müssen, da dies mit einer der Hauptgründe für den Personalmangel ist.[42] Hermann Reichenspurner, der Direktor für Herz- und Gefäßchirurgie sagte in einem Interview mit dem Magazin „Spiegel", dass es durch die nicht ausreichenden Pflegekräfte dazu kam, zeitweise Pflegepersonal von anderen Professionen und Stationen zu mobilisieren, da das Intensivpersonal niemals ausgereicht hätte.[43] Aus den verschiedenen Quellen wird klar, dass sich die Situation dringend ändern muss, da die Psyche des medizinischen Personals und der Pflegekräfte gerade jetzt in der Zeit der Pandemie immer weiter angegriffen wird und die Bevölkerung auf gute Fachkräfte mehr denn je angewiesen ist.

Wie schon weiter oben erwähnt, sind die Maßnahmen, die Kontaktbeschränkungen und die Schul- und Kitaschließungen eine Herausforderung für die Menschen. Ebenfalls davon betroffen sind die Kinder in unserer Gesellschaft. Durch Druck, psychischen Stress, Existenzangst, Home-Schooling und Konflikten innerhalb der Familien sind Kinder während der Covid-19-Krise besonders betroffen von Gewalt. Diese Gewalt kann psychisch oder physisch erfolgen. Um die Kinder zu schützen ist es wichtig, dass die Arbeit von Kinder- und Jugendhilfestellen fortgeführt wird und ambulante Hilfen bei der Abwehr von Kindeswohlgefährdungen weiterhin präsent sind. Neben dem persönlichen Kontakt ist der telefonische Kontakt mit überforderten Eltern sehr wichtig.[44] Frühere Studien haben belegt, dass die Gewalt in gesellschaftlichen Krisensituationen zunimmt und sich

---

[41] Vgl. Das Bundesgesundheitsministerium: Pflegekräfte Beschäftigte in der Pflege, 20.03.2018, unter: https://www.bundesgesundheitsministerium.de/index.php?id=646 (abgerufen am 16.01.2021, um 17:51 Uhr)
[42] Vgl. Ärzteblatt: Spahn sieht teilweise ernsthafte Probleme wegen Pflegekräftemangel, 13.01.2020, unter: https://www.aerzteblatt.de/nachrichten/108600/Spahn-sieht-teilweise-ernsthafte-Probleme-wegen-Pflegekraeftemangel (abgerufen am 16.01.2021 um 18:06 Uhr)
[43] Spiegel Wirtschaft: „Es ist ganz viel über angeblich fehlende Beatmungsgeräte geredet worden", 22.07.2020, unter: https://www.spiegel.de/wirtschaft/soziales/pflegekraefte-und-corona-mediziner-hermann-reichenspurner-fordert-20-prozent-mehr-gehalt-a-20e14f6f-3da5-4b0a-81e8-7727d6fd9099 (abgerufen am 16.01.2020, um 18:32 Uhr)
[44] Bundesministerium für Familie, Senioren, Frauen und Jugend: Schutz von Kindern und Jugendlichen vor häuslicher Gewalt, 31.03.2020, unter: https://www.bmfsfj.de/bmfsfj/aktuelles/presse/pressemitteilungen/schutz-von-kindern-und-jugendlichen-vor-haeuslicher-gewalt/154262 (abgerufen am 16.01.2021, um 19:10 Uhr)

meist gegen die Schwächsten richtet. Dies sind in vielen Fällen die Kinder, die nun körperliche oder seelische Gewalt erfahren, weil es zu Hause zu Extremsituationen kommt.[45] Häufig sind Kinder von Familien betroffen, die schon vor der Pandemie psychosoziale Krisen hatten und belastet waren. Ein anderer Aspekt neben der Gewalt, ist der, dass den Kindern ein geregelter Tagesablauf fehlt. Viele können ihre Freunde nicht sehen, es fehlen wichtige Bezugspersonen in den Kitas oder Schulen und das soziale Miteinander ist nur auf die Familien beschränkt. Dies ist eine Belastung für die Kinder, sie brauchen Raum und Möglichkeiten ihre Themen, Ängste und Sorgen zu thematisieren. Um die Netzwerke für Kinder aufrechterhalten zu können und die Kinder vor Gewalt, Einsamkeit und Isolation zu schützen ist es wichtig, dass zuständige Instanzen, wie das Jugendamt, soziale Dienste, Schulen und Kitas den Kontakt aufrechterhalten und Ausnahmeregelungen zum Schutz in der Krise ermöglichen. Dies kann z.B. über die Notbetreuung in Kitas und Schulen geschehen, die gerade den gefährdeten Kindern und überforderten Familien helfen und die Kinder stärken kann.[46] Im Grundgesetz ist es verfassungsrechtlich festgelegt, dass der Kinderschutz Pflicht ist und auch während der Corona-Krise bleibt dieser Grundsatz bestehen.[47]

## 3.2. Folgen für die physische Gesundheit

Wie zu Beginn des Kapitels schon erwähnt hat der Stress und die Isolation während der Corona-Pandemie nicht nur psychische Folgen für die Menschen, sondern auch einige physische Folgen. Aus der Forschung ist bekannt, dass körperliche Aktivität das psychische Empfinden verbessert und Depressionen oder andere psychische Erkrankungen durch Sport und körperliche Betätigung verbessert werden können.[48] Während der Corona-Krise ist es für die Menschen nicht ganz so einfach, sich sportlich zu betätigen. Durch die Kontaktsperren ist der Sport in Vereinen oder mit Freunden verboten, Fitness-

---

[45] Der Tagesspiegel: „Knochenbrüche oder Schütteltraumata"
Mediziner berichten von massiver Gewalt gegen Kinder, unter: https://www.tagesspiegel.de/politik/knochenbrueche-oder-schuetteltraumata-mediziner-berichten-von-massiver-gewalt-gegen-kinder/25833740.html (abgerufen am 16.01.2021 um 19:31 Uhr)
[46] Die Kinderschutz-Zentren: Was Kinderschutz in der gegenwärtigen Krise bedeutet und braucht! Köln, 01.04.2020, unter: https://www.kinderschutz-zentren.org/index.php?t=page&a=v&i=52085 (abgerufen am 16.01.2021, um 20:10 Uhr)
[47] Vgl. Art. 6 Abs. 2 S. 2 GG
[48] Schulz, K.-H., Meyer A., Langguth N.: Körperliche Aktivität und psychische Gesundheit, in: Bundesgesundheitsblatt: Körperliche Aktivität und Gesundheit, 24.12.2011, S.55

studios und Schwimmbäder sind geschlossen, Gymnastikkurse oder Sportveranstaltungen fallen aus. Gerade ältere Menschen haben aus Angst vor Ansteckung Scheu draußen spazieren zu gehen. Gerade die körperliche Aktivität und die Bewegung an der frischen Luft ist für alle Menschen, egal welches Alter wichtig. Für die Gesundheit und die Lebensqualität braucht der Mensch die Bewegung und es kann für den Körper schädlich sein, wenn diese über einen längeren Zeitraum fehlt. Aus Studien ist bekannt, dass ein Mensch, der ca. drei Wochen am Stück inaktiv ist nicht nur die Hälfte seiner Muskelkraft verliert, sondern auch kaum noch Ausdauer nachweisen kann. Bewegungsmangel macht sich schnell sichtbar und nimmt Einfluss auf die gesamte Gesundheit des Menschen.[49] Für Personen jeden Alters ist es gerade während der Pandemie relevant sich immer wieder aufzuraffen und sich körperlich zu betätigen. Die physische Gesundheit ist von enormer Wichtigkeit, da sich diese auch auf die psychische Gesundheit und die gesamte Stimmung auswirken kann.[50] Positiv ist in dem Zusammenhang zu nennen, dass einige Menschen oder ganze Familien sich nun mehr körperlich betätigen, indem sie gemeinsam spazieren gehen, Rad fahren, joggen usw. Andere nehmen an online Sportangeboten teil und bewegen sich deshalb mehr. Diese Entwicklungen sind positiv und sollten auch nach der Krise bestehen bleiben.[51]

## 4. Ausblick in der Krise

Mitte Dezember erreichte man das, was so schnell noch nie zuvor erreicht wurde. Nach monatelangem intensiven Forschens wurde ein Impfstoff entwickelt und zugelassen. Schon um den Jahreswechsel herum, wurde auch hier in Deutschland mit dem Impfen begonnen, wobei dies erst nur für bestimmte Risikogruppen gilt, da noch nicht genügend Impfstoff für alle Menschen zur Verfügung steht.[52] Die Zulassung des Impfstoffes bringt für viele Menschen die Hoffnung, dass es bald wieder eine Art Normalität in dem momentan von Unsicherheit geprägtem Alltag geben wird. Eine negative Nachricht hinsichtlich des Virus ist die, dass es mittlerweile drei womöglich gefährliche Mutationen des

---

[49] Kauer-Berk, Oliver et al.: Das Virus, der Sport und die Herausforderungen in: Forum Kind Jugend und Sport 1, 2020, S. 100-101
[50] Vgl. Wettstein M et al.: Körperliche Aktivität älterer Menschen in der Corona-Krise in: Deutsches Zentrum für Altersfragen, 08.04.2020, S. 1-5
[51] Kauer-Berk, Oliver et al.: Das Virus, der Sport und die Herausforderungen in: Forum Kind Jugend und Sport 1, 2020, S. 101
[52] Vgl. Bundesgesundheitsministerium für Gesundheit: Chronik der bisherigen Maßnahmen, Dezember 2020, unter: https://www.bundesgesundheitsministerium.de/coronavirus/chronik-coronavirus.html (abgerufen am 05.01.2021 um 11:58 Uhr)

Coronavirus gibt. Bei einer Virusmutation aus Großbritannien ist bekannt, dass die Mutation viel ansteckender ist, als das bisher bekannte. Die britische und die südafrikanische Virusmutation hat auch Deutschland erreicht, wie sehr die Varianten verbreitet sind ist noch unklar.[53]

## 5. Fazit

Zusammenfassend lässt sich sagen, dass Covid-19 die Welt verändert hat und seit einem Jahr eine große Unsicherheit herrscht. Das Virus hat nicht nur viele Opfer gefordert, sondern auch das Gesundheitssystem an seine Grenzen gebracht. Die Auswirkungen und Folgen sind für die gesamte Bevölkerung deutlich spürbar. Es gibt während dieser Pandemie keinen Masterplan, jedoch wird von Seiten der Regierung viel versucht, das Virus unter Kontrolle zu bekommen und die Menschen zu schützen. Wichtig für die Bevölkerung ist es, sich mit den psychischen und physischen Folgen auseinander zu setzen und sich Hilfe zu suchen, wenn diese benötigt wird. Gerade die psychischen Folgen können Kinder bis hin zu alten Menschen in den verschiedensten Weisen treffen, die im dazugehörigen Kapitel erläutert wurden. Der Stress und die Isolation wirken sich nachweislich negativ auf die Psyche der Menschen aus, weshalb es gerade wichtig ist, dass man sich gegenseitig unterstützt und keiner in der Zeit der Pandemie alleine gelassen wird. Der Impfstoff bringt neue Hoffnung in der Bekämpfung dieser hartnäckigen Pandemie.

Trotz der ganzen negativen Folgen und Begleiterscheinungen, die durch das Coronavirus herrschen, gibt es auch einige „positive" Aspekte. Die Digitalisierung schreitet gerade in den Schulen sehr voran und das Homeoffice konnte für viele Menschen ausgeweitet werden. Einige Menschen haben ein neues Hobby gefunden oder nehmen sich bewusster Zeit für Dinge. Es ist zu hoffen, dass die Entwicklung insgesamt nun bald wieder in eine positivere Richtung verläuft und die Menschen in der Zukunft wieder in einen „normalen" Alltag zurückkehren können.

---

[53] WDR Nachrichten: Coronavirus: Was wir über die Mutation Wissen, 18.01.2021, unter: https://www1.wdr.de/nachrichten/coronavirus-mutation-ueberblick-100.html (abgerufen am 19.01.2021 um 15:23 Uhr)

# Literaturverzeichnis

Ärzteblatt. *Ärzteblatt: Spahn sieht teilweise ernsthafte Probleme wegen Pflegekräftemangel.* 13. Januar 2020.
https://www.aerzteblatt.de/nachrichten/108600/Spahn-sieht-teilweise-ernsthafte-Probleme-wegen-Pflegekraeftemangel (Zugriff am 16. Januar 2021).

Ärzteblatt, Deutsches. „Deutsches Ärzteblatt." *Psychische Belastungen in der COVID-19-Pandemie - Allgemeine Verunsicherung.* 23. Oktober 2020.
https://www.aerzteblatt.de/archiv/216384/Psychische-Belastungen-in-der-COVID-19-Pandemie-Allgemeine-Verunsicherung#literatur (Zugriff am 15. Januar 2021).

Ärztezeitung. „Familiencoach Depression bietet niedrigschwellige Hilfe." *Ärzte Zeitung*, 2020: 8.

Becker, Claudia. „Welt." 8. April 2017.
https://www.welt.de/vermischtes/article163534406/Warum-ein-Virus-nie-die-ganze-Menschheit-ausloescht. (Zugriff am 23. 12 2020).

Bundesgesundheitsministerium. *Das Bundesgesundheitsministerium für Gesundheit.* Juni-September 2020.
https://www.bundesgesundheitsministerium.de/coronavirus/chronik-coronavirus. (Zugriff am 5. Januar 2021).

—. *Das Bundesgesundheitsministerium für Gesundheit.* 27. Januar 2020.
https://www.bundesgesundheitsministerium.de/coronavirus/chronik-coronavirus.html (Zugriff am 4. Januar 2021).

—. *Das Bundesgesundheitsministerium: Pflegekräfte Beschäftigte in der Pflege.* 20. März 2018. https://www.bundesgesundheitsministerium.de/index.php?id=646 (Zugriff am 16. Januar 2021).

Bundesministerium. *Bundesministerium für Familie, Senioren, Frauen und Jugend.* 31. März 2020.
https://www.bmfsfj.de/bmfsfj/aktuelles/presse/pressemitteilungen/schutz-von-kindern-und-jugendlichen-vor-haeuslicher-gewalt/154262 (Zugriff am 16. Januar 2021).

Bundesregierung. *Die Bundesregierung.* 29. April 2020.
https://www.bundesregierung.de/breg-de/themen/coronavirus/maskenpflicht-in-deutschland-1747318 (Zugriff am 4. Januar 2021).

—. *Die Bundesregierung.* 8. Juni 2020. https://www.bundesregierung.de/breg-de/themen/coronavirus/die-aha-regeln-im-neuen-alltag-1758514 (Zugriff am 4. Januar 2021).

—. *Die Bundesregierung.* kein Datum. https://www.bundesregierung.de/breg-de/themen/coronavirus/corona-massnahmen-1734724 (Zugriff am 9. Januar 2021).

Fickermann, Detlef, und Benjamin Edelstein. „"Langsam vermisse ich die Schule" Schule während und nach der Corona Pandemie." *Zeitschrift für Erziehungswissenschaft, Bildungspolitik und pädagogische Praxis,* 2020: 12.

Hummel, H., S Richter, und A Spencer. „Einleitung zum Forum: Die Corona-Pandemie - Konflikt in einer veränderten Welt." *Zeitschrift für Friedens- und Konfliktforschung,* 26. Oktober 2020: 1.

*Infektionsschutz.* 17. November 2020. https://www.infektionsschutz.de/coronavirus/alltag-in-zeiten-von-corona.html (Zugriff am 4. Januar 2021).

Kauer-Berk, Oliver et al. „Das Virus, der Sport und die Herausforderungen." *Forum Kind Jugend und Sport 1,* 2020: 100-101.

Kinderschutz-Zentren, Die. „Kinderschutz-Zentren." *Was Kinderschtz in der gegenwärtigen Krise bedeutet und braucht!* 1. April 2020. https://www.kinderschutz-zentren.org/index.php?t=page&a=v&i= (Zugriff am 16. Januar 2021).

Kohlrausch, Bettina, und Aline Zucco. „Policy Brief WSI." *Die Corona-Krise trifft Frauen doppelt - Weniger Erwerbseinkommen und mehr Sorgearbeit.* Mai 2020.

Kropp, Per. „Arbeitsmarktnetzwerk in der Krise? Überlegungen zu den Auswirkungen der Corona-Pandemie." In *Corona-Netzwerke Gesellschaft im Zeichen des Virus,* von Christian Stegbauer und Iris Clemens, 117-126. Frankfurt/Main, Bayreuth: Springer, 2020.

Krüger, Reinhard T. „Ängste und Stress infolge der Corona-Krise - Praxis und Theorie der störungsspezifischen Behandlung." In *Störungsspezifische Psychodramatherapie. Theorie und Praxis,* von Reinhard T. Krüger, 356-360. Göttingen, kein Datum.

Lai, J. et al. 23. März 2020. https://jamanetwork.com/journals/jamanetworkopen/fullarticle/2763229 (Zugriff am 15. Januar 2021).

NDR. *NDR.* 18. Januar 2021. https://www.ndr.de/ratgeber/gesundheit/Wie-gefaehrlich-ist-die-britische-Coronavirus-Mutation-,corona6374.html (Zugriff am 19. Januar 2021).

Organization, World Health. *World Health Organization.* 2. Januar 2021. https://covid19.who.int/ (Zugriff am 3. Januar 2021).

Plünneckel, Axel. „Die Digitalisierung im Bildungswesen als Chance." *Zur Diskussion gestellt*, September 2020: 11-12.

Rabadán, Raul. *Das Coronavirus verstehen.* New York, 2020.

Robert-Koch-Institut. *Robert Koch Institut.* 15. Mai 2020. https://www.rki.de/SharedDocs/FAQ/NCOV2019/gesamt.html;jsessionid=B182 FBA16FD1D8FFBE27FDBCA87CF53A.internet052 (Zugriff am 29. Dezember 2020).

—. *Robert Koch Institut.* 3. Januar 2021. https://experience.arcgis.com/experience/478220a4c454480e823b17327b2bf1d4 /page/page_1/ (Zugriff am 3. Januar 2021).

—. *Robert Koch Institut.* 3. Januar 2021. https://www.rki.de/DE/Content/InfAZ/N/Neuartiges_Coronavirus/Fallzahlen.ht ml;jsessionid=983E0EAC0F3AB0EDD08EA6558E870A3C.internet062 (Zugriff am 3. Januar 2021).

Schulz, K.-H., Meyer A., und Langguth N. „Körperliche Aktivität und Gesundheit." *Bundesgesundheitsblatt*, 24. Dezember 2011: 55.

Stegbauer, Christian. „Der Mensch im Netzwerk - Der Hamster oder warum Nudeln und Klopapier knapp wurden." In *Corona-Netzwerke - Gesellschaft im Zeichen des Virus*, von Christian Stegbauer und Iris Clemens, 63-72. Frankfurt/Main und Bayreuth, 2020.

Tagesspiegel, Der. *Der Tagesspiegel: "Knochenbrüche oder Schütteltraumata".* kein Datum. https://www.tagesspiegel.de/politik/knochenbrueche-oder-schuetteltraumata-mediziner-berichten-von-massiver-gewalt-gegen-kinder/25833740.html (Zugriff am 16. Januar 2021).

WDR. *WDR Nachrichten.* 18. Januar 2021. https://www1.wdr.de/nachrichten/coronavirus-mutation-ueberblick-100.html (Zugriff am 19. Januar 2021).

Weber, Enzo. „Corona, Strukturwandel und Arbeitsmarkt." *Zur Diskussion gestellt*, September 2020: 17.

Wirtschaft, Spiegel. *Spiegel Wirtschaft: "Es ist ganz viel über angeblich fehlende Beatmungsgeräte geredet worden".* 22. Juli 2020. https://www.spiegel.de/wirtschaft/soziales/pflegekraefte-und-corona-mediziner-hermann-reichenspurner-fordert-20-prozent-mehr-gehalt-a-20e14f6f-3da5-4b0a-81e8-7727d6fd9099 (Zugriff am 16. Januar 2021).

Zeitung, Pharmazeutische. *Pharmazeutische Zeitung - Psychische Auswirkung der Pandemie.* 29. Mai 2020. https://www.pharmazeutische-zeitung.de/psychische-auswirkungen-der-pandemie-117905 (Zugriff am 15. Januar 2021).

—. „Pharmazeutische Zeitung." *Psychische Auswirkungen der Pandemie.* 29. Mai 2020. https://www.pharmazeutische-zeitung.de/psychische-auswirkungen-der-pandemie-117905 (Zugriff am 15. Januar 2021).